DIVERSES
REFLEXIONS PRATIQUES

SUR

L'ART DENTAIRE

PAR

ED. VAUTIER

Docteur-Médecin de la Faculté de Médecine de Paris.

ANCIEN EXTERNE DES HOPITAUX, MEMBRE DE PLUSIEURS SOCIÉTÉS MÉDICALES
ET DE BIENFAISANCE
ANCIEN PRÉSIDENT DE LA SOCIÉTÉ MÉDICALE DU IVe ARRONDISSEMENT,
TRÉSORIER DE LA SOCIÉTÉ MÉDICALE DU LOUVRE
CHEVALIER DE SAINT GRÉGOIRE-LE-GRAND, ETC., ETC.

CLERMONT (OISE)

IMPRIMERIE DAIX FRÈRES

3, PLACE SAINT-ANDRÉ

1885

DIVERSES RÉFLEXIONS PRATIQUES

SUR L'ART DENTAIRE

DIVERSES
REFLEXIONS PRATIQUES

SUR

L'ART DENTAIRE

PAR

ED. VAUTIER

Docteur-Médecin de la Faculté de Médecine de Paris.

ANCIEN EXTERNE DES HOPITAUX, MEMBRE DE PLUSIEURS SOCIETÉS MÉDICALES
ET DE BIENFAISANCE
ANCIEN PRÉSIDENT DE LA SOCIÉTÉ MÉDICALE DU IVe ARRONDISSEMENT,
TRÉSORIER DE LA SOCIÉTÉ MÉDICALE DU LOUVRE
CHEVALIER DE SAINT GRÉGOIRE-LE-GRAND, ETC., ETC.

CLERMONT (OISE)
IMPRIMERIE DAIX FRÈRES
3, PLACE SAINT-ANDRÉ

—

1885

AVERTISSEMENT

—

Dum tempus habemus operemur bonum.

Pendant que nous avons le temps, faisons le bien.

Après plus de quarante années consacrées à un art que je considère comme bien précieux pour l'humanité, l'idée m'est venue de mentionner en quelques lignes les faits qui m'ont le plus frappé pendant ma longue carrière.

J'y ai joint quelques conseils sur la dentition des enfants, sur l'extraction des dents chez les femmes enceintes ou nourrices, sur l'abus du tabac et ses dangers, et je termine ce petit opuscule par des observations assez rares, sur des phénomènes physiologiques, produits sous l'impression du chloroforme, sur un cas de monomanie survenu à la suite d'une extraction de dents, etc., observations qui, je pense, pourront intéresser les personnes voulant bien consacrer quelques instants à me lire.

Je tiens aussi essentiellement, à la tête de cette

petite brochure, à adresser à mes nombreux clients tous mes remercîments pour la bienveillance qu'ils m'ont toujours témoignée pendant de si longues années, et dont, je puis le dire, plusieurs sont devenus mes amis.

Je les en remercie bien sincèrement, et j'ose espérer qu'ils reporteront sur mon fils la confiance qu'ils avaient en moi ; il saura, je l'espère, s'en montrer de plus en plus digne.

DIVERSES RÉFLEXIONS PRATIQUES

SUR L'ART DENTAIRE

DE LA SORTIE DES DENTS CHEZ LES ENFANTS.

Les mâchoires du fœtus ne sont point encore garnies de dents ; mais de ce que les dents ne paraissent pas, il ne s'ensuit pas qu'elles n'existent point du tout. Elles sont renfermées dans l'épaisseur des mâchoires.

Dans l'origine, les dents ne sont autre chose que des follicules dont le nombre est égal à celui des dents qui doivent éclore dans la suite. Leur forme tient un peu de celle de la dent dont ils sont le germe.

Les dents sont formées de deux substances, l'une externe, l'autre interne.

La substance externe a été appelée, à cause de sa blancheur et de sa dureté, émail des dents. Elle recouvre le corps de la dent, et forme autour du collet une espèce de bord qui en rend la terminaison très distincte.

La substance interne a été appelée substance osseuse, parce qu'elle paraît de la nature des os en général. Elle forme une espèce de noyau dans le milieu du corps, et se continue ensuite dans la racine qu'elle forme entièrement. Cette substance est moins blanche et moins dure que l'émail, mais elle l'est plus que les autres os.

L'époque à laquelle les dents sortent est très incertaine. En général, leur éruption commence entre le 6ᵉ et le 14ᵉ mois.

Voici l'ordre dans lequel se fait l'éruption des dents :

Ce sont les deux incisives moyennes de la mâchoire inférieure qui percent les premières. Quelquefois elles paraissent en même temps, mais le plus souvent à trois semaines, ou un mois de distance.

Cette éruption est suivie des deux incisives de la mâchoire supérieure.

Ensuite les incisives latérales de la mâchoire inférieure percent les gencives; bientôt après, l'éruption des incisives latérales supérieures a lieu. A celles-ci succèdent les canines inférieures; ensuite les supérieures.

Les molaires paraissent rarement avant l'âge de dix-huit mois ou deux ans. Les deux premières molaires inférieures sont celles qui se montrent les premières. Elles sont bientôt suivies des supérieures. A celles-ci succèdent les secondes molaires inférieures, qui sont bientôt accompagnées des supérieures. Dès que ces dernières sont sorties, on est tranquille sur la dentition, et l'on dit que l'enfant a toutes ses dents, parce qu'il ne doit pas en paraître d'autres jusqu'à quatre ans et demi, époque à laquelle il vient quatre autres molaires, deux à chaque mâchoire. Celles-ci sont beaucoup plus grosses que celles qui les ont précédées et doivent rester toute la vie.

Ces quatre dernières molaires, ajoutées aux précédentes, complètent le nombre de vingt-quatre dents qu'ont ordinairement les enfants à l'âge de quatre ans et demi ou cinq ans. On trouve donc alors à chaque mâchoire, quatre incisives, deux canines quatre petites molaires et deux grosses.

A l'âge de six ou sept ans, les vingt dents qui ont paru les premières tombent les unes après les autres dans l'ordre suivant lequel elles sont sorties des mâchoires ; par conséquent, les incisives moyennes inférieures se détachent les premières ; ensuite, celles d'en haut ; les incisives latérales inférieures leur succèdent, puis celles d'en haut ; après quoi les canines et les molaires tombent à leur tour. Elles sont remplacées à mesure par d'autres dents beaucoup plus grosses, et qui restent jusqu'à un âge fort avancé, lorsqu'elles ne sont pas détruites par la carie.

A huit ou neuf ans, on voit paraître deux grosses molaires à chaque mâchoire. On dit alors que la dentition est achevée, parce qu'il ne vient plus d'autres dents jusqu'à l'âge de dix-huit, vingt-cinq, trente ans et quelquefois beaucoup plus tard, que les dents tardives ou de sagesse font éruption à leur tour.

La dentition des enfants a toujours été une des grandes préoccupations de ma pratique. Et c'est toujours avec peine que je vois ces petits êtres parfois tant souffrir au moment où commence chez eux le travail de la dentition. Et depuis plus de trente années, j'ai dirigé mes recherches sur les moyens de calmer leur souffrance tout en accélérant la sortie des dents.

En septembre 1853, je publiai déjà dans la *Gazette des hôpitaux* un article à ce sujet. Je le reproduis ici en entier :

« La *Gazette des Hôpitaux*, dans son numéro du 20 septembre 1853, contient un excellent article sur la diarrhée liée à la dentition.

« Cet article, extrait des cliniques faites à l'Hôtel-Dieu par Monsieur le Professeur Trousseau, indique les moyens propres à combattre les accidents provenant de la dentition chez les enfants.

« Nous ne pouvons qu'applaudir aux enseignements pratiques que l'on trouve à chaque ligne dans ce remarquable résumé.

« Nous oserons pourtant ajouter quelques mots sur ce sujet, et nous dirons que nous avons essayé de prévenir les accidents multiples ayant pour cause unique une dentition difficile. Souvent l'obstacle que les dents trouvent dans la fermeté des gencives pour percer, peut être amoindri. On a recours, avec succès, à une légère opération qui consiste à débrider la gencive. Mais ce moyen, si inoffensif qu'il soit, rencontre souvent chez une mère trop craintive une opposition qu'elle ne peut vaincre.

« L'aphorisme profond du savant Professeur Velpeau qui dit : « Une piqûre est une porte ouverte à la mort », trouve un grand nombre de partisans. Nous avons donc dirigé nos recherches sur les moyens d'accélérer la dentition, en usant l'épiderme de la gencive, et en facilitant ainsi la sortie des dents.

« Notre petit moyen a obtenu de grands résultats. Et aujourd'hui, appuyé sur un nombre considérable de faits, nous osons recommander à l'examen des praticiens une préparation consciencieusement élaborée.

« C'est une mixture à laquelle nous avons donné le nom de *Crème dentaire*.

« Ce précieux spécifique de la dentition est composé d'un principe mucilagineux uni au phosphate de chaux agent principal de la formation des os et des dents qui en contiennent plus de 60 p. 100. On étend cette mixture sur la partie des gencives où les dents tendent à percer, et avec le doigt, pendant quelques minutes, on opère une friction qu'on réitère 3 ou 4 fois par jour.

« L'effet qui se produit d'abord est le ramollissement de la gencive. La dent, moins fortement comprimée, ne porte plus sur les rameaux du nerf dentaire d'une manière assez puissante, pour déterminer des convulsions qui n'ont souvent pas d'autre cause que la congestion résultant de la pression de ce nerf.

« Ensuite, ces frictions, aidées par l'action de la mixture, amincissent bientôt l'épiderme, que la dent perce alors facilement.

« Il est inutile de nous étendre davantage sur la conséquence de cette pratique innocente. En médecine, prévenir vaut mieux que combattre.

« Les encouragements journaliers que nous recevons des honorables praticiens qui prescrivent notre mixture, nous ont seuls déterminé à porter à la connaissance du public les résultats obtenus.

« Heureux si l'emploi de ce moyen peut épargner quelques douleurs aux enfants, et quelques larmes aux jeunes mères. »

DE L'EXTRACTION DES DENTS CHEZ LES FEMMES ENCEINTES ET CHEZ LES NOURRICES.

Il y a dans le monde, à cet égard, un fâcheux préjugé que je viens combattre.

Lorsqu'une femme enceinte ou nourrice est prise de douleurs de dents, elle se résout généralement à endurer son mal, dans la crainte mal fondée que la moindre opération ne provoque ou l'avortement, ou la suppression du lait.

Je suis d'un avis diamétralement opposé et soutiens que les souffrances dentaires ou les insomnies qu'elles entraînent sont bien plutôt faites pour provoquer les accidents que les femmes cherchent à éviter. L'extraction d'une dent, lorsqu'elle est faite par une main exercée, n'est pas une opération à craindre ; le danger qu'on court dans cette occasion ne peut être mis en parallèle avec celui auquel s'expose la femme timorée qui se condamne à souffrir des tourments dont elle ne peut prévoir la fin, ni calculer les suites.

Première Observation.

Dans le mois de janvier 1853, je fus appelé par Mme V. ; elle était enceinte de quatre mois et souf-

frait depuis huit jours d'un mal de dent très aigu.
J'examinai sa bouche et la cause du mal me parut
exister dans la première grosse molaire du côté gauche, qui était atteinte d'une large carie humide.
Bien persuadé qu'il n'y avait point d'autres moyens
pour procurer du soulagement que l'extraction, je
décidai l'opération ; cette dame s'y résolut, quoique
à regret, et elle m'avoua à l'instant qu'elle n'avait
ressenti aucun trouble intérieur.

Deuxième Observation.

A la même époque je fus appelé par Mme G., enceinte de sept mois ; elle était tourmentée depuis
longtemps par des douleurs tellement vives, que depuis huit jours elle n'avait pu goûter un seul instant
de repos ; j'examinai la bouche, et je reconnus que
le siége du mal se trouvait exister dans la canine
gauche du maxillaire supérieur ; elle me dit avoir
fait le plus grand usage des spiritueux et des diffé-
rents moyens pour se procurer un peu de calme,
mais que l'inutilité de tous ces moyens l'avait déterminée à me faire appeler. Elle craignait, et je la solli-
citai pendant longtemps pour qu'elle consentît à se
laisser opérer. Après lui avoir fait entrevoir combien
son erreur était funeste, je la décidai à l'opération.
L'extraction fut faite sans aucun inconvénient, malgré l'appréhension de la malade ; j'eus la satisfaction de réussir, et la patiente reconnut bientôt qu'elle
n'avait plus aucun sujet de crainte.

Troisième Observation.

Au mois de septembre de la même année, je fus appelé par Mme B., enceinte de huit mois; elle souffrait depuis plusieurs jours d'un violent mal de dent; examen fait, je reconnus que la dernière molaire gauche du maxillaire inférieur était affectée de carie; je décidai l'opération comme étant l'unique remède qui pût lui procurer du soulagement; je la fis et elle fut suivie du plus heureux résultat.

Quatrième Observation.

Mme Th. me fit appeler pour me demander quelques remèdes propres à calmer ses douleurs. La dent malade était une grosse molaire supérieure. L'ayant examinée scrupuleusement avec la sonde, je me convainquis que l'extraction était le seul remède pour lui procurer quelque tranquillité; mais Mme Th. me répondit qu'elle était enceinte et qu'elle se garderait bien de se laisser opérer. Je cherchai en vain à la décider; mes raisons ne firent aucune impression sur son esprit.

Lorsque je me fus retiré, elle fit usage de spiritueux, de créosote, qui, loin de diminuer les douleurs, les augmentèrent. La vertu irritante de ces médicaments causa une inflammation et une écorchure, Comme pendant un mois consécutif elle ne prit pas de repos ni de nourriture au milieu des tourments qu'elle endurait, elle fit une fausse couche. Les douleurs ne cessèrent pas, et, vaincue par la souffrance, elle se décida enfin à l'extraction, que je fis le quatrième jour après l'accident.

La guérison suivit de près l'opération.

J'ai obtenu les mêmes résultats chez des nourrices imbues du même préjugé et auxquelles les douleurs, l'irritation et le gonflement des gencives avaient causé des accidents graves, puisqu'ils avaient presque tari le lait. L'opération pratiquée a fait disparaître tous ces symptômes dangereux, rappelé le calme et ramené un sommeil tranquille, qui a contribué à l'entier rétablissement de la sécrétion laiteuse.

Cinquième Observation.

Dans le mois de juillet de l'année dernière, M. D., habitant Compiègne, me fit appeler pour sa femme.

Les douleurs que cette dame éprouvait (et qui étaient occasionnées par la carie d'une dent de sagesse supérieure) étaient tellement intenses qu'elles avaient complètement altéré sa santé ; son enfant ne suçant qu'une nourriture mal élaborée, se ressentait de l'affection de sa mère. Je cherchai à lui persuader qu'il n'y avait d'autre remède que l'extraction ; je la fis, et le rétablissement de la mère et de l'enfant suivit de près l'opération. Les ayant visités l'un et l'autre quelques jours après, je les trouvai dans un état qui annonçait une parfaite guérison.

Que pourra-t-on m'objecter en faveur du préjugé que je combats ? Dira-t-on que ce qui n'est pas arrivé une fois n'est cependant pas impossible ? Que la crainte ou la douleur peut produire, chez quelques sujets plus sensibles que les autres, une commotion capable d'occasionner l'avortement ou la rétropulsion du lait? Que cette possibilité est une raison suffisante pour empêcher une personne prudente de s'exposer à un pareil danger?

C'est opposer à des observations positives un raisonnement hypothétique. Il n'existe point de faits prouvant que l'extraction, lorsqu'elle est pratiquée avec précaution, ait causé aucun accident de cette nature. Il est au contraire certain que le danger qu'on court en laissant subsister la cause du mal est plus grand qu'avec l'opération. J'ai vu par expérience que lorsque le mal se prolonge (ce qui arrive nécessairement lorsque la dent est affectée de carie), il en résulte bien souvent des accidents funestes.

DES SOINS A DONNER AUX DENTS.

Les femmes enceintes, et les nourrices particulièment, devraient veiller à la propreté de leur bouche. Les dents destinées par leur nature à broyer les aliments et les préparer pour la digestion ne peuvent s'acquitter de leurs fonctions que d'une manière imparfaite quand elles sont viciées. Il ne parvient alors à l'estomac que des aliments incomplètement triturés et peu propres à former de bon chyle. De là peut naître une altération de toutes les humeurs de l'économie. On l'attribue souvent à des causes tout à fait étrangères, tandis qu'on devrait en chercher la source dans l'impureté de la bouche. J'engagerai donc toujours les femmes à entretenir la bouche dans un état de propreté continuel en les faisant visiter de temps en temps par un dentiste, pour en faire enlever le tartre qui ronge les gencives, les alvéoles et infecte la salive. Lorsqu'il s'agit d'arrêter les progrès de la carie, suite nécessaire d'une négligence blâmable ; lorsqu'on sépare, qu'on cautérise, qu'on plombe les dents, qu'on dégage les gencives, toutes ces opérations ne sont ni douloureuses ni effrayantes ; on n'a jamais vu qu'elles portassent de grands troubles dans l'économie animale.

Voici des exemples qui doivent beaucoup engager à ne pas négliger les soins de la bouche.

Il y a quelque temps, une dame de la province me fut adressée ; elle portait à la joue gauche un emplâtre qui recouvrait trois trous fistuleux très rapprochés ; on l'avait traitée pendant deux ans sans lui procurer de soulagement. Après avoir enlevé l'appareil et examiné la direction de la fistule, je soupçonnai qu'elle pouvait être entretenue par la carie de quelques dents. J'interrogeai cette malade : les réponses qu'elle me fit, m'apprirent que la fistule était survenue à la suite d'une fluxion ; l'examen de la bouche me confirma dans ma première idée. Je lui enlevai trois racines de la grosse molaire à laquelle les trois trous fistuleux correspondaient.

En faisant usage de la sonde, je découvris que le rebord alvéolaire était affecté de carie et vacillait. J'enlevai avec des pinces la partie viciée, je fis rincer la bouche avec un gargarisme astringent, que j'ordonnai de continuer pendant quelque temps. Au bout d'un mois, j'eus la satisfaction de voir cette malade parfaitement guérie.

Le docteur Fleury m'adressa, il y a quelque temps, une dame qui portait depuis dix-huit mois une fistule à la joue droite, qui avait pour origine la carie de la seconde grosse molaire ; je la décidai à l'opération, et en quinze jours la malade fut radicalement guérie.

Concluons de ces deux exemples que les personnes atteintes d'accidents analogues à ceux que je viens de signaler, ne doivent jamais hésiter un instant à réclamer les soins d'un dentiste possédant surtout les connaissances médicales indispensables.

Les diverses phases de la grossesse sont des moments vraiment critiques pour le maintien de l'intégrité des dents. C'est alors que toute femme prudente doit avoir recours à la surveillance d'un dentiste ; c'est alors en effet qu'on voit souvent se développer un principe de carie imperceptible à ceux qui ne sont pas de la profession ; cette carie, légère en apparence, dévore la dent en peu de temps et attaque les autres, et si on n'y apporte un prompt remède, on ne tarde pas à être victime de cette négligence.

Je le dis à regret, je me vois souvent forcé d'enlever des dents qu'on aurait pu conserver facilement dans le principe, si on eût arrêté la carie dès sa naissance.

Tels sont les soins de propreté, ou mieux les précautions journalières que réclame la conservation des dents ; ils sont simples, comme on voit, et d'une facile exécution, et s'ils semblent assujettissants, c'est qu'en général on ne sent que trop tard l'importance des avantages qu'ils procurent.

Tùm bona novimus cùma jam amisimus.

DE QUELQUES ACCIDENTS CAUSÉS PAR LE DÉVELOPPEMENT DES DENTS DE SAGESSE.

Si dans l'enfance la seconde dentition s'effectue d'une manière assez bénigne, il n'en est pas toujours ainsi dans l'âge adulte.

Les quatre dernières grosses molaires que l'on nomme vulgairement dents de sagesse causent souvent, en raison de leur développement tardif, des accidents nombreux et variés, surtout celles de la mâchoire inférieure. Il est une foule de circonstances qui concourent à rendre l'apparition de ces dents difficile et même quelquefois périlleuse. Ainsi il arrive souvent qu'à l'époque où cette molaire entre en voie d'évolution, elle est déviée. Comme la sortie de cette dent est toujours plus ou moins tardive, les autres dents qui sont situées en avant poussent sur le follicule de la dent de sagesse, déforment son alvéole et la refoulent en arrière, de sorte que quelquefois elle se trouve en travers. Aussi voit-on fréquemment la dernière grosse molaire déviée en avant où en arrière, en dedans ou en dehors. Cette déviation est même quelquefois si considérable, que l'on a vu l'alvéole de cette dent creusée dans la branche du maxillaire, et la dent a subi un tel mouvement de bascule, que sa couronne vient battre directement contre la couronne de la deuxième grosse molaire.

Dès lors il est facile de comprendre que le mouvement excentrique qu'exécute la dent de sagesse au moment de son évolution devient pour les molaires voisines, pour la mâchoire, la bouche, la gencive, et pour elle-même enfin, la source d'une foule d'accidents plus où moins graves, tels que ostéites, névrose, inflammation des parties molles voisines, etc., etc.

A ces accidents de nature inflammatoire que nous venons d'énumérer, il faut en ajouter un autre qui ne manque presque jamais, et qui souvent même existe seul pendant un temps variable. Je veux parler de ces douleurs qui durent quelquefois des mois, et même des années et ne dépendent uniquement que du développement de la dent de sagesse. Cette douleur persistante est un signe à peu près certain de l'existence d'une inflammation chronique causée par la dernière molaire gênée dans son évolution ; mais cette phlegmasie latente peut, après un temps variable, sous l'influence d'une cause extérieure légère, parfois même sans cause appréciable, se transformer en une inflammation aiguë qui détermine alors des accidents plus ou moins graves du côté de l'os, du périoste, ou des parties molles voisines ; c'est ainsi que l'on voit survenir des nécroses du maxillaire, des périostites suppurées, des fluxions, des abcès, etc.

Je donne ici, à la suite de ce chapitre, quelques exemples que j'ai été à même d'observer dans ma pratique.

Je remarquai il y a quelques années, à l'Hôpital Beaujon, dans le service du D' Gosselin, une jeune fille de 20 ans, d'un tempérament très lymphatique. Il se forma chez cette malade des abcès froids, dont le pus chemina vers la région sous-clavière, et malgré tous les moyens employés, malgré le drainage, l'ouverture de l'abcès, etc., elle succomba au bout de trois semaines de séjour à l'hôpital.

Il n'est pas rare de voir se développer ce genre d'abcès lors de l'évolution des dents de sagesse. Je les mentionnerai en parlant des accidents occasionnés par la sortie de ces dents.

Nous avons encore à mentionner l'odontalgie résultant d'une gingivite aiguë déterminée souvent par le mercure. Cette odontalgie existe presque toujours sans qu'il y ait carie des dents.

Elle a lieu sur un certain nombre de dents à la fois. Elle présente les caractères d'une légère périostite. Les dents sont parfois très douloureuses au moindre contact.

Les gargarismes suivants donnent souvent dans ces cas de très bons résultats :

Chlorate de potasse............   4 grammes.
Miel Rosat..................   30 grammes.
Eau..................... 200 grammes.

Gargarismes adoucissants, cataplasmes laudanisés, etc. Enfin, quelques aspersions d'eau froide sur la figure lorsque les pieds sont dans l'eau. Ce genre d'odontalgie passe souvent à l'état chronique et principalement chez les personnes qui conservent des chicots. Les caractères sont les mêmes que dans l'état aigu, sauf une intensité moins grande. Elle est dans ce cas très difficile à guérir. On doit se borner à l'emploi des émollients opiacés à titre de palliatifs. Quand les gencives sont gonflées, quand il y a commencement de fluxion, la teinture d'arnica

2

est très salutaire (environ une cuillerée à bouche de teinture dans un demi-verre d'eau).

Enfin l'extraction de la dent ou des racines est, dans tous les cas, le moyen le plus héroïque, mais on n'y doit recourir qu'à la dernière ressource.

C'est encore ce genre d'odontalgie ou de carie qui est le point de départ habituel des fluxions et abcès dentaires. Ces abcès peuvent se développer, soit à la partie externe de la mâchoire, où il existe des parties molles, soit en dedans du maxillaire, vers la face profonde de la bouche, d'où le pus, décollant les muscles et les aponévroses, peut descendre le long du cou, et donner naissance à des accidents très graves, quelquefois même amener la mort.

ACCIDENTS OCCASIONNÉS PAR LA SORTIE D'UNE DENT DE SAGESSE IMPLANTÉE D'UNE MANIÈRE ANORMALE.

Première Observation.

Madame L., âgée de 34 ans, fut prise il y a quelque temps d'une douleur sourde à la mâchoire inférieure du côté droit partant de la ligne médiane, et s'étendant jusqu'à l'angle de la mâchoire.

Cette souffrance augmenta de plus en plus. Bientôt toutes les dents devinrent douloureuses, sans que pour cela la patiente put comparer ses souffrances à celles qu'occasionne une névralgie dentaire. Plusieurs médecins consultés soupçonnèrent un rhumatisme, et diverses méthodes curatives furent successivement employées. On commença par le traitement antiphlogistique : sangsues, cataplasmes furent inutilement mis en usage. On recourut ensuite aux frictions tièdes, aux bains de vapeur, aux vésicatoires volants. Le sulfate de quinine, les pilules de Méglin furent employés à leur tour, mais sans plus de résultat.

Un des médecins consultés, le Dr B., pensant que cette douleur pouvait avoir pour cause la carie d'une dent, me proposa de voir avec lui cette Dame.

Quand je vis cette malade, la face était pâle, les traits tirés, la maigreur extrême, l'appétit nul. Depuis longtemps elle ne prenait aucun repos, car la nuit augmentait encore ses souffrances.

J'examinai alors les dents, elles étaient toutes blanches et bien rangées; les gencives étaient fermes et d'un rose pâle dans toute leur étendue.

Rien n'annonçait la sortie d'une dent de sagesse; cependant, je crus devoir diriger mes recherches en ce sens; et, à cet effet, je pratiquai une incision assez profonde sur la gencive derrière la deuxième grosse molaire. Une petite sonde que j'introduisis me fit reconnaître un corps dur et lisse; et je ne tardai pas à être convaincu qu'il existait une dent dirigée obliquement d'arrière en avant, et dont la couronne, appuyée sur la molaire voisine, se trouvait arrêtée par cette dernière.

Aussi, dès le lendemain, je ne balançai pas à faire, en présence du Dr B., l'extraction de la deuxième grosse molaire pour favoriser la sortie de la dent de sagesse.

Ce moyen réussit parfaitement; peu à peu les douleurs disparurent, et 5 à 6 jours après l'opération, la malade cessa d'éprouver la moindre douleur. Les accidents n'ont depuis lors reparu et la malade a repris rapidement son état habituel de santé.

Deuxième Observation.

Mon ami le D^r Fl., chirurgien militaire, fut pris pendant notre dernière guerre de maux de gorge qui durèrent près de 15 mois.

L'amygdale gauche devint le noyau d'une inflammation violente. Une application de 20 sangsues au cou, des sinapismes, la firent cesser provisoirement. La gorge, cependant, continua d'être douloureuse comme avant ; la déglutition était fort difficile. Tous les moyens imaginables furent vainement mis en usage. Une seconde application de sangsues, des cataplasmes répétés, des boissons et des gargarismes opiacés ne calmèrent en rien cet état.

Rentré à Paris, il vint me voir, et, me parlant de son mal, il me dit qu'il était disposé à se faire exciser l'amygdale. Lorsque je fis un examen attentif de sa bouche, je remarquai que la dent inférieure gauche dite *dent de sagesse* manquait, et pressant contre l'apophyse coronoïde, je lui fis éprouver une vive douleur. Continuant mon exploration, je soulevai avec un stylet la partie des chairs qui recouvrait la partie postérieure de la deuxième molaire, et je devins certain qu'une large et très grosse dent parfaitement sortie de son alvéole, gisait profondément dans les chairs.

Très satisfait de ma découverte, je ne doutai pas

que cette affection de la gorge qui le tourmentait depuis si longtemps ne fût due à l'évolution de cette dent. Et, saisissant un bistouri, j'incisai largement la gencive d'arrière en avant. Le soulagement et la disparition des douleurs furent subits ; mais les deux lambeaux s'enflammèrent et même végétèrent. L'excision de la chair devint nécessaire. Enfin la dent, mise à découvert, me montra l'inutilité des moyens précédemment conseillés et qu'elle seule était la vraie cause de ces longues souffrances.

DU TABAC ET DE SON INFLUENCE SUR LES DENTS.

On a beaucoup écrit et on écrira encore longtemps sur le tabac, son usage et ses inconvénients plus ou moins graves. Cette plante, analysée, a donné des sels divers dont le plus actif est la nicotine, ainsi nommée d'après Nicot, ambassadeur de France en Portugal en 1560, lequel importa le tabac en Europe.

Le tabac est rangé avec raison dans les poisons narcotico-âcres très violents. Aussi la médecine l'emploie-t-elle peu et à des doses très minimes.

Les inconvénients occasionnés par le tabac sont très nombreux. Citons-en quelques-uns à la hâte avant d'en arriver à notre sujet principal.

On trouve dans les Ephémérides d'Allemagne qu'une personne ayant jeté méchamment un petit morceau de tabac dans un vase où cuisaient des pruneaux, tous ceux qui en mangèrent furent surpris, peu à peu, d'anxiété, de défaillance et de vomissements si intenses qu'ils pensèrent tous en périr.

Murax rapporte l'histoire de trois enfants pris de vomissements, de vertiges, de sueurs abondantes, et qui moururent en 24 heures au milieu de convulsions pour avoir eu la tête frottée avec un liniment composé de tabac pour la guérison d'un eczéma.

On sait la mort de notre célèbre poète Santeuil, qui périt au milieu de vomissements et de douleurs atroces, pour avoir bu un verre de vin dans lequel on avait mis à son insu du tabac d'Espagne.

Les malfaiteurs se sont souvent servi de ce poison si facile à se procurer pour consommer leur crime, en en mêlant, soit comme dans le cas de Santeuil, soit dans du vin, soit dans d'autres boissons ou aux aliments.

Les inconvénients et les dangers attachés à l'usage du tabac ont été si évidents dès l'origine de l'introduction de cette plante en Europe que des souverains ont cherché à s'opposer à son emploi.

Amurot, empereur de Turquie, le grand-duc de Moscovie, le roi de Perse, en défendaient l'usage à leurs sujets, sous peine de la vie ou d'avoir le nez coupé.

Jacques Stuart, roi d'Angleterre, a fait un traité sur les inconvénients du tabac.

Il y a une bulle d'Urbain VIII, par laquelle il excommunie ceux qui prennent du tabac dans les églises.

Enfin, les savants se divisèrent beaucoup au sujet de ce végétal, et en blâmèrent l'emploi.

Mais les défenses des souverains, celles des savants, loin d'empêcher la propagation du tabac, n'ont probablement servi, comme toutes les défenses qui s'opposent à nos goûts, qu'à en rendre l'usage plus fréquent, et d'autant plus agréable qu'il était défendu. Si l'on peut espérer d'obtenir quelque amélioration, ce ne sera qu'avec les armes de la raison et les conseils de la sagesse.

C'est dans ce but et avec l'espérance de réussir que s'est fondée depuis déjà bien des années une Société dite Société contre l'abus du tabac.

Indépendamment de tous les inconvénients que je viens de signaler, il faut encore y joindre ceux que la fumée de tabac produit sur les organes digestifs. Et ils sont nombreux.

La fumée de tabac opère sur les organes son action désorganisatrice d'autant plus vite que le fourneau où se brûle la plante est plus ou moins rapproché des lèvres, et par conséquent introduit dans la cavité buccale, une fumée plus ou moins chaude.

L'habitude de fumer avec quelque instrument que ce soit noircit les dents. L'usage journalier d'une pipe de terre use à la longue les dents sur lesquelles appuie le tuyau.

L'usage de ces pipes de terre, dont le tuyau court permet au fourneau de toucher aux lèvres détermine presque toujours l'engorgement des gencives et par suite l'ébranlement des dents.

La pression du tuyau, la causticité et l'âcreté du tabac développent chez certains individus, l'affection appelée carcinome ou cancer de la lèvre inférieure.

Les aphthes passagers, ainsi que les gerçures des lèvres, peuvent aussi être attribués à l'action de la fumée de tabac et au contact de la pipe.

La fumée de tabac peut encore être une des causes de la carie des dents. Assez généralement, le fumeur est buveur; et l'été il boit frais, sinon à la glace ; de là, douleurs dentaires, carie et recours au dentiste qui pourrait guérir, si la cause du mal pouvait disparaître ; c'est-à-dire si le patient consentait à ne plus fumer. Signalons encore ce qui, par-dessus tout, devrait faire regretter la fumée de tabac si déplaisante et qui éloigne souvent de nous, nos mères, nos femmes, nos filles. C'est l'odeur que contracte l'haleine, odeur persistante bien autrement repoussante que celle du tabac lui-même, et qui fait que l'on reconnaît un fumeur dès sa première parole.

Personne n'osera nier cet inconvénient capital qu'on cherche en vain à pallier par des tablettes de toutes sortes.

Je ne saurais donc trop engager les parents à s'opposer à ce que les enfants contractent la funeste habitude du tabac. Souvent on la laisse prendre avec une facilité blâmable, et l'on semble ne pas prévoir tous les maux, tous les chagrins auxquels on livre la jeunesse, à qui on laisse prendre cette habitude détestable.

Je ne crois pas pouvoir mieux terminer l'article sur le tabac, qu'en mettant sous les yeux de nos lecteurs un fait que j'ai été à même d'observer, et que j'ai adressé à Monsieur le Président de la Société Française contre l'abus du tabac, et qui prouvera combien chez de certains sujets l'abus peut en être préjudiciable, puisque le sujet de cette observation a fini par succomber après bien des années de souffrances.

A Monsieur le Président de la Société française
contre l'abus du tabac.

Monsieur le Président,

J'ai l'honneur de vous adresser l'observation qui suit, qui peut se joindre aux faits importants déjà signalés par les soins de votre si utile Société, sur les effets pernicieux de l'usage du tabac chez l'homme.

Il y a environ dix ans que Monsieur L., mon client, alors âgé de 35 ans, d'un tempérament lymphatique, voyageur de commerce, vint me trouver pour me consulter au sujet de douleurs intolérables dont il souffrait. Le siège de ces douleurs se trouvait fixé à la face interne de la lèvre inférieure, et s'irradiait dans tout le maxillaire inférieur. Après un examen attentif, je découvris une profonde ulcération qui, après avoir détruit le frein de la lèvre inférieure, s'étendait par un large sillon sous toute l'arcade dentaire et sécrétait un pus fétide et de mauvaise nature.

J'interrogeai mon client, qui m'affirma n'avoir jamais contracté la syphilis, n'avoir jamais eu le scorbut, et être naturellement très sobre.

Je finis par savoir qu'il fumait la pipe d'une façon immodérée. Je dus cautériser profondément le trajet ulcéré au moyen de nitrate d'argent, et prescrire les gargarismes appropriés. (Borate de soude, alun, etc.) Convaincu que la cause du mal était la fumée de tabac, je lui en défendis l'usage. Il me promit de tenir compte de mes conseils ; il s'abstint, en effet, de fumer un temps assez long pour que la guérison se fît d'une manière superficielle.

Il reprit ses voyages et ses fatales habitudes. Je l'avais perdu de vue depuis environ un an, lorsqu'il y a peu de temps il vint me revoir, mais dans un tel état de dépérissement que j'eus peine à le reconnaître : sa figure creusée portait l'empreinte de la douleur la plus violente, l'ulcération avait fait des ravages affreux, toute la muqueuse de la face interne de la lèvre inférieure était détruite, et très profondément ulcérée ; les dents déchaussées tenaient à peine, et se refusaient à broyer aucun aliment solide. La nourriture ne se prenait qu'au prix de la plus vive douleur. Ce qui fait que trop souvent le malade se privant de manger était tombé dans un état de maigreur extrême.

Il m'affirme de nouveau que l'absinthe ni aucun autre alcool n'est la cause de son épuisement. Mais il m'avoue que son habitude de fumer a été poussée au point de ne pas se séparer de sa pipe.

J'attribue donc sa maladie à cette unique cause, d'autant plus qu'il existe des signes certains d'intoxication par la nicotine : pâleur cadavérique de la face, stupeur, maigreur générale, peau sèche et rugueuse, affaiblissement total qui font le désespoir du malade, à ce point qu'il est résolu d'entrer à la maison municipale de santé afin de s'y faire soigner.

ÉD. VAUTIER.

P. S. J'ai appris depuis la publication de cette lettre que le pauvre malade, après deux mois de traitement, avait succombé dans cet asile de la souffrance.

CAS D'HÉMORRHAGIE GINGIVALE DUE A L'ABUS DU TABAC.

Au mois de juin de l'année dernière je fus appelé au milieu de la nuit par Madame B., demeurant dans ma maison, pour donner des soins à son fils qui depuis deux heures rendait le sang par la bouche, sans que rien ne pût l'arrêter.

Ce jeune homme, que je connaissais déjà, était âgé de 22 ans, grand, élancé et jouissant ordinairement d'une bonne santé.

A mon arrivée, je le trouvai dans l'état suivant : teint pâle et décoloré, pouls faible, grande prostration. Le sang suintait avec force à travers les tissus de la gencive, principalement dans la région gauche supérieure.

Malgré l'examen le plus attentif, je ne découvris aucune lésion traumatique.

A quelle cause fallait-il donc attribuer cette hémorrhagie. Interrogé, le malade ne me dit rien en présence de sa mère. Mais celle-ci s'étant éloignée un instant, il m'avoua que depuis plusieurs jours, il s'était considérablement fatigué de toutes manières, et que grand fumeur d'habitude, il avait surtout depuis deux ou trois jours fait une grande consommation de cigares.

Ayant quelquefois rencontré des cas semblables, j'attribuai l'hémorrhagie à l'abus *du tabac* et à la fatigue.

Je m'empressai de mettre en usage les moyens habituels : application de perchlorure de fer sur le siège principal de l'hémorraghie et emploi de gargarismes au perchlorure de fer étendu d'eau dans le courant de la journée. Je conseillai en même temps l'emploi de la glace, et comme boisson de la limonade.

Sous l'influence de ce traitement l'hémorrhagie cessa, mais reparut deux jours de suite. Enfin, le troisième tous les symptômes disparurent, et le malade reprit sa santé et ses occupations ; mais je l'engageai vivement à ne plus abuser du tabac et même à s'en abstenir totalement.

A Monsieur le Rédacteur en chef de l'ABEILLE MÉDICALE.

Monsieur,

J'ai lu avec beaucoup d'intérêt, dans votre numéro du mois de novembre dernier, un article intitulé :

De l'influence des anesthésiques sur les impressions sexuelles chez les femmes.

Permettez-moi de venir ajouter un fait personnel et qui ne me paraît pas sans importance pour la science.

Il y a environ deux ans, Madame D., institutrice, me fut adressée par le D\ufeff Godard, afin de lui extraire deux mauvaises dents.

Cette dame, d'une nature très impressionnable et d'un tempérament nerveux par excellence, ne voulut consentir à l'opération que si on la chloroformisait. Je pris donc rendez-vous, et, au matin convenu, je m'y trouvai réuni avec son mari, et le Docteur

Godard. Tout se passa très bien avant et pendant l'opération, mais aussitôt réveillée, Madame D. nous regarda avec des yeux pleins de colère, accabla son mari d'injures les plus grossières, puis se tournant vers nous elle nous lança des épithètes fort injurieuses, en ajoutant, entre autres choses, qu'il était indigne que des hommes tels que nous eussent permis à son mari de lui faire subir, ce qui, devant témoins, devenait un mortel outrage.

Nous ne comprenions rien à cette virulente sortie, lorsqu'elle finit par nous dire que, voulant sans doute tenter une expérience, elle avait parfaitement senti que son mari avait eu avec elle des rapports sexuels ; puis elle fondit en larmes. Plus nous cherchions à l'apaiser en lui faisant comprendre son erreur, plus sa colère et son chagrin augmentaient.

Cet état dura plus d'une heure, puis elle redevint plus calme, et nous fit très froidement quelques excuses, lorsque nous nous retirâmes.

Comme bien vous pensez, cette dame n'est pas restée ma cliente. Depuis cette époque, j'ai eu l'occasion de revoir son mari, et, il y a quelques jours à peine, il m'affirmait que Madame D. était restée convaincue que le jour de l'opération, il s'était passé *devant nous* quelque chose entre elle et son mari ; et qu'à certaines époques, où les sensations sont plus vives chez la femme, Madame D. devient toute triste, et souvent se met à pleurer, en songeant à l'outrage qu'elle a cru subir, et dans cet état, si par hasard on prononce le nom de Monsieur Godard ou le mien, elle est prise subitement d'une rougeur et d'un tremblement dont elle n'est pas maîtresse.

Je conclus donc de ce fait, et de ceux cités dans votre journal, que l'on ne saurait jamais être trop prudent dans l'emploi des anesthésiques, et je suis complètement d'accord avec mon confrère des Etats-Unis.

Je conseillerai donc toujours aux médecins de n'employer les divers anesthésiques qu'en présence *de témoins*, car si, comme cela aurait pu fort bien arriver, je me fusse trouvé seul avec cette dame, et vu les sensations qu'elle éprouva si fortement, elle m'eût accusé d'un grand crime, dont certes, j'aurais été bien innocent.

OBSERVATION CURIEUSE PRODUITE CHEZ UNE DAME SOUMISE AUX ASPIRATIONS DU CHLOROFORME.

Au mois d'octobre 1869, je me trouvai, en compagnie du Docteur Delthil, chez Madame R. pour la chloroformer et lui faire l'extraction d'une dent.

Les premières aspirations n'amenèrent rien de remarquable ; mais au bout de quelques minutes se présentèrent une série de phénomènes que je crois assez extraordinaires pour être signalés. Madame R. se mit à nous repousser fortement en nous regardant avec des yeux fixes, immobiles, puis fut prise d'un rire insensé qui dura deux ou trois minutes. Ce rire cessa, ses yeux s'animèrent, et un sentiment de frayeur se manifesta sur sa figure ; elle se crut poursuivie par un animal féroce, poussa des cris en se sauvant et en nous désignant du doigt l'animal qu'elle croyait voir.

Puis, ce ne fut plus l'animal, mais un homm

qu'elle détestait, et sous l'empire de la terreur que lui causait la vue de cet être imaginaire, Madame R., s'animant de plus en plus, s'arrachait les cheveux, en sautant et en courant comme une folle furieuse dans tout l'appartement, et sans que les quatre personnes qui étaient là et nous puissions venir à bout de la maintenir. Des voisins entendant ses cris s'en inquiétèrent, et vinrent pour lui porter secours. Enfin, elle se précipita sur un oreiller qu'elle mit en pièce en moins de temps que je n'en mets à l'écrire.

La vue des plumes qui voltigèrent par tout l'appartement la fit sourire et parut la calmer subitement, car elle s'affaisa et tomba sur le plancher comme une masse inerte.

Elle resta plusieurs minutes dans cette position, reprit doucement ses sens, et de tous ces phénomènes que je viens de décrire, il ne lui resta plus qu'une monomanie, une idée fixe. Madame R. voulait à toute force se précipiter par la fenêtre (elle demeurait au 4ᵉ) et nous priait instamment de la laisser faire, en disant que la vie d'une pauvre femme n'était rien pour nous, etc. Enfin, n'obtenant toujours pas de nous cette douce faveur, joignant les mains, et se mettant à genoux, elle nous fit toutes les promesses possibles, nous laissant, disait-elle, la liberté de choisir dans une cassette qu'elle nous mit sous les yeux, tous les bijoux qui nous conviendraient le mieux. Dans un instant où elle paraissait plus calme, nous fîmes semblant de nous retirer, Madame R., se croyant seule, se précipita vivement vers la croisée.

Enfin, après deux heures, tous ces accidents disparurent. Madame R. n'eut aucun souvenir de tout ce qui s'était passé et ne conserva de tous ses phénomènes qu'une grande lassitude et une grande faiblesse dont elle se ressentit plusieurs jours.

Madame R. serait peut-être plus disposée que toute autre à ces accidents ; car elle est d'un tempérament très nerveux. Mariée depuis plusieurs années et n'ayant pas rencontré dans le ménage le bonheur qu'elle avait espéré, elle me dit elle-même que, depuis ce moment, son caractère s'était beaucoup irrité, et que dans des querelles malheureusement beaucoup trop fréquentes avec son mari, elle s'exaltait au point de perdre la raison pendant plusieurs jours.

RAPPORT SUR UN CAS DE MONOMANIE SURVENUE A LA SUITE D'UNE EXTRACTION DE DENT.

Au commencement de décembre 1876, Madame M., âgée d'environ 40 ans, d'un tempérament nerveux, me fut adressée par le docteur B. pour se faire extraire une dent de sagesse du maxillaire supérieur.

Après un examen attentif, je ne découvris aucune carié ; mais simplement une inflammation du périoste.

J'engageai donc cette dame à patienter, lui affirmant que sous deux ou trois jours, les douleurs cesseraient, et qu'elle pourrait conserver sa dent. Mais mes conseils ne furent pas écoutés, et sur ses instances, je dus pratiquer l'opération, opération que je fis au moyen d'un davier, sans difficulté et sans que la gencive en fût attaquée.

Cette dent était d'ailleurs isolée, très courte et n'avait qu'une racine en forme de cône comme presque toutes les dents de sagesse du maxillaire supérieur.

Mais lorsque ma cliente aperçut sa dent, elle jeta un cri désespéré, en me traitant de màladroit et en me disant que je la lui avais cassée, que toujours les dents du haut avaient trois racines et que par conséquent je lui en avais laissé au moins un morceau. Elle se mit à pleurer et eut une forte attaque de nerfs qui dura près de vingt minutes.

Enfin un peu calmée, je cherchai à la faire revenir de son erreur, et je l'engageai, si elle ne me croyait pas, à aller faire voir sa dent au Dr B. ou à toute autre personne et tous lui affirmeraient comme moi que la dent était bien entière.

Rien ne put la convaincre, et quelques heures après son départ, je reçus d'elle une lettre des plus impertinentes dans laquelle elle me disait qu'elle souffrait horriblement, et qu'il fallait absolument que je me rendisse chez elle, le soir même, pour la débarrasser du morceau que j'avais eu la maladresse de laisser.

Bien entendu je ne crus pas devoir céder à son aimable invitation. Le lendemain je reçus la visite de sa fille à laquelle je fis parfaitement comprendre que je n'avais aucune opération à faire à sa mère, et qu'il n'y avait chez elle que des accidents nerveux qu'il fallait laisser calmer.

Mais sur les instances de cette demoiselle, je consentis à aller voir sa mère, je la trouvai dans un état d'excitation terrible et elle m'apprit qu'elle souffrait à en devenir folle.

J'examinai la bouche, il n'y avait aucune inflammatton. J'appuyai assez fortement sur la gencive, sur la joue, sur l'oreille, sans provoquer aucune douleur.

J'engageai donc de nouveau cette dame à se tranquilliser, et à faire usage d'une potion calmante que j'allais lui prescrire ; mais elle me répondit de suite et avec insolence que ce ne serait pas la potion qui ferait sortir le morceau que j'avais négligé d'enlever.

Cette persistance à croire qu'une racine était toujours là dura au moins cinq mois ; et, pendant ce temps, je ne fus jamais plus de trois jours sans recevoir la visite de cette malade qui venait presque faire du scandale dans mon salon, ou bien elle m'adressait des lettres ; dans quelques-unes elle me suppliait à mains jointes de la délivrer de son ennemi et dans d'autres, elle m'écrivait des impertinences.

Un jour que je lui conseillais d'aller voir le Dr Gosselin, elle me répondit bien vite : « C'est cela, vous m'envoyez chez lui parce que vous êtes camarades et vous savez fort bien qu'il soutiendra votre ignorance. »

Le dimanche de Pâques elle était chez moi avant 8 heures et disait à ma bonne qu'elle pensait qu'en pareil jour j'avouerais enfin que je lui avais cassé cette malheureuse dent, et que, par humanité, je consentirais à extraire ce qui restait.

Je n'étais pas chez moi ; mais quelques heures après, je reçus d'elle une lettre dans laquelle elle me tenait le même langage.

Enfin, cette monomane me poursuivant toujours, je fus obligé, bien malgré moi, pour m'en débarrasser, de m'adresser à la police.

Depuis ce moment je ne l'ai plus revue, mais je sais que quand l'occasion s'en présente elle me dénigre par tous les moyens possibles, et engage les personnes à ne jamais s'adresser à moi.

Cette observation, quoique imparfaitement racontée, ayant paru intéressante, plusieurs rédacteurs de journaux m'ont demandé l'autorisation de la publier ; ce que je n'ai pas cru devoir leur refuser.

CAS DE SURDITÉ OCCASIONNÉ PAR UNE DENT MALADE.

Madame D., âgée de 54 ans, maigre et d'un tempérament nerveux très accentué, fut prise, il y a quelque temps, d'une névralgie intense s'irradiant dans presque toutes les dents ainsi que dans les muscles de la région antérieure et gauche de la tête.

L'œil de ce côté larmoyait presque constamment, et chose remarquable, c'est que depuis le moment où Mme D. avait commencé à souffrir, elle était devenue complètement sourde du côté malade.

Madame D. avait été traitée par plusieurs médecins distingués, et la méthode antispasmodique avait été la plus fréquemment mise en usage. Le sulfate de quinine, les vésicatoires volants et en dernier lieu le sulfate d'atropine furent tour à tour employés sans amener de résultats satisfaisants.

Le Dr F., consulté à son tour, pensant que cette névralgie pouvait être occasionnée par quelque dent malade, me l'adressa.

Quand je vis sa cliente, je la trouvai dans un état de surexcitation des plus violents. Depuis longtemps elle était privée de sommeil, et ne mangeait pas.

J'examinai avec soin les dents, sans découvrir positivement de carie.

Je dus cependant croire qu'une dent du maxillaire gauche supérieur pouvait être une des causes principales de ses douleurs. Cette dent paraissait vaciller et était un peu plus douloureuse au toucher. Je conseillai donc l'extraction, mais cette proposition fut rejetée complètement.

Cependant, au bout de quelques jours et après avoir pris de nouveau le conseil du Dr F., la malade vint me retrouver pour me prier de l'opérer, ce que je fis en présence de son médecin.

Le résultat de l'opération fut plus heureux que je ne l'espérais, car non seulement les douleurs névralgiques cessèrent, mais la surdité disparut complètement, et immédiatement après l'opération, Madame D. éprouva une émotion si vive qu'elle fut plus d'un quart d'heure sans pouvoir prononcer une parole.

Plus d'une année s'est écoulée depuis cette cure ; j'ai visité plusieurs fois Madame D., qui m'a pris en grande affection et me témoigne toujours la plus vive reconnaissance. J'ai la conviction qu'elle est complètement guérie.

PHÉNOMÈNE ASSEZ CURIEUX OBSERVÉ CHEZ Mlle X.

Il y a quelques années, Mlle X., âgée de 25 ans, étant sur le point de se marier, vint me trouver pour me demander si je pouvais modifier l'état de sa bouche en lui posant un dentier.

Mlle X. ne possédait que 4 dents, les 4 molaires dites dents de 7 ans.

Les 20 dents de lait étaient tombées à l'âge voulu et n'avaient jamais été remplacées.

Mlle X. jouissait d'une excellente santé ; elle était grande et forte, n'éprouvait jamais de maux d'estomac, ni de mauvaises digestions. Les gencives étaient dures, fermes, et Mlle X. mangeait assez facilement.

Mais le manque de dents lui donnait un air beaucoup plus vieux que son âge et lui rendait parfois la prononciation difficile.

Enfin, après un examen très attentif, il fut convenu avec Mlle X. et son prétendu qu'aussitôt après le mariage, je lui ferais un dentier, en lui donnant l'espérance qu'avec un peu de patience elle parviendrait certainement à s'y habituer.

En effet, je lui posai un dentier que je voulus d'abord faire en hippopotame, comme étant plus doux au contact ; mais malgré mes observations, dont elle ne tint aucun compte, Mme C. voulut que son dentier fût monté sur des plaques en or.

Comme je m'y attendais, ces plaques déterminèrent une grande irritation, une extrême sensibilité et au bout de 15 jours elle vint me dire qu'elle regrettait de ne pas avoir suivi mon conseil et me pria de lui faire un second dentier en hippopotame cette fois. Mme C. s'habitua assez facilement à ce dernier et put même mastiquer.

Tout alla très bien pendant environ 3 mois ; mais au bout de ce temps, Mme C. commença à éprouver de très vives douleurs dans toute la mâchoire, dans les oreilles et des maux de tête insupportables, avec même un commencement d'érysipèle.

Appelé auprès de la malade en même temps que

son médecin le Dr Florian Lemaître, nous jugeâmes
à propos, ce dernier et moi, de conseiller à Mme C.
de supprimer son dentier pendant quelques jours;
et, bien entendu, nous lui ordonnâmes un traitement
approprié : gargarisme, etc.

Le lendemain et les jours suivants, ayant examiné
les gencives avec beaucoup d'attention nous sentî-
mes comme des pointes sur plusieurs endroits des
maxillaires; effectivement, et à notre grand étonne-
ment, en l'espace de 8 à 10 jours, 14 dents firent leur
apparition, et toutes les douleurs cessèrent.

Les dents n'ont jamais été longues, au contraire.
Mais Mme C. s'en est contentée et n'a jamais re-
porté ses dentiers.

A quoi devons-nous attribuer ce phénomène? Est-
ce à la compression exercée sur les gencives par le
dentier? ou le mariage a-t-il pu amener des pertur-
bations dans l'économie de cette jeune femme, et produire ce phénomène? C'est ce que je ne saurais défi-
nir. Je rapporte le fait tel qu'il s'est passé, laissant
à d'autres plus compétents le soin de résoudre la
question.

P. S. Dans un voyage que j'ai fait il y a deux ans,
m'étant arrêté à Lyon, je suis allé faire une visite à
Madame C. qui habite cette ville. Je l'ai trouvée
fort bien portante, ne souffrant ni de la tête, ni de
l'estomac, et toujours très enchantée du phénomène
qui s'est produit chez elle.

ORIGINALITÉ D'UN ANGLAIS.

Il y a quelques années, un jeune homme d'origine
anglaise, âgé de 28 à 30 ans, vint me consulter de la

part du Dr G. pour, me dit-il, se faire enlever onze dents. Je crus avoir mal entendu, lorsqu'il me répéta qu'il voulait se faire enlever onze dents.

Je lui fis plusieurs observations, pour lui démontrer que cela était complètement inutile, que la plupart de ses dents ne le faisant nullement souffrir elles pouvaient être arrangées.

Toutes mes observations furent inutiles, et il me dit avec un ton presque impoli, qu'il tenait absolument à cette opération et que si je n'y consentais, il se ferait opérer par un autre, mais qu'à coup sûr il ne garderait pas ses dents.

Devant une pareille persistance, je n'avais plus qu'à m'incliner. Et je pris rendez-vous avec lui pour faire les opérations en deux séances.

Au jour convenu je me trouvai à son hôtel, avec le Docteur G., son médecin et son ami.

Au moment de l'opération, mon client déploya un paquet contenant un arsenal de dentiste, en me disant qu'il l'avait acheté parce qu'il ne voulait pas que je misse dans sa bouche les instruments qui avaient été employés dans la bouche d'un autre.

Comme je ne connaissais nullement ces instruments, lorsqu'il fut sous l'impression du chloroforme, je me servis bien entendu (d'accord avec le Dr G. et un vieux domestique qui était au service de cet original) des miens propres, et lorsque mon client se fut réveillé, j'eus bien soin d'essuyer devant lui ses instruments.

Nous procédâmes de la même manière à la seconde séance, qui eut lieu le surlendemain, vers 6 heures du soir.

L'extraction des onze dents détermina chez le jeune homme une très grande inflammation, et malgré toutes mes recommandations de se tenir bien tranquille, d'éviter les courants d'air, etc., il nous répondit qu'il partirait le soir même pour Londres. Nous cherchâmes à l'en détourner, à lui faire comprendre que cela pouvait devenir très dangereux, qu'il pouvait se déclarer un érysipèle, accident toujours très grave et quelquefois mortel à la suite d'opération de ce genre.

Rien ne fit : il partit malgré toutes nos observation, et depuis je n'ai plus revu ce client original, mais j'ai su cependant qu'il ne lui était rien arrivé de fâcheux à la suite de ces opérations.

SINGULIER CAS DE CHANCRE SYPHILITIQUE.

Uu jeune homme de 23 à 24 ans, de famille très honorable, vint un jour me trouver pour se faire limer une dent qui, disait-il, lui blessait la langue.

J'examinai la bouche, il y avait effectivement une dent un peu tranchante, mais ce n'était pas là la cause de la lésion, car après examen, je reconnus qu'il y avait un chancre syphilitique. J'en fis l'observation à mon client lui disant à quelle cause il devait attribuer son mal ; mais il me jura qu'il n'avait jamais eu aucune affection de ce genre ; que d'ailleurs il était sur le point de se marier ; je lui affirmai que j'étais sûr de mon diagnostic, mais que, cependant, comme deux avis valaient mieux qu'un, je l'enga-

geais à voir soit son médecin, soit un spécialiste, le
Dr Ricord, par exemple. Il me dit qu'il ne voudrait
pas, à quelque prix que ce fût, aller chez ce dernier,
de peur d'y faire quelque rencontre. Je lui conseillai
de l'appeler chez lui, ce qu'il refusa pour la même
raison. Alors je lui proposai d'avoir une consultation
chez moi avec celui qu'il choisirait.

Il accepta ma proposition. On prit jour avec Ricord.

Celui-ci, en l'examinant, lui dit comme moi qu'il
avait un chancre.

Mon malade se débattit et usa force arguments
pour prouver le contraire.

Le célèbre docteur lui répondit : Mon bon ami,
vous n'êtes pas ici à confesse, mais tout ce que je
puis vous affirmer, c'est que vous avez un chancre.

Après avoir cherché dans ses souvenirs le jeune
homme nous raconta le fait suivant qui, d'après lui,
était peut-être la seule cause de son accident.

En voyageant en Allemagne il était descendu dans
un hôtel, où comme dans beaucoup d'auberges alle-
mandes, le service était fait par des femmes d'une
moralité plus qu'équivoque.

En arrivant à l'hôtel, il fut (c'était le soir) conduit
à sa chambre par une servante assez accorte qui,
après avoir tout préparé, et monté une chope de
bière, lui fit comprendre assez clairement qu'elle
pousserait l'obligeance jusqu'à lui tenir compagnie.
Il la repoussa avec indignation et dégoût.

La servante, en se retirant, lui dit : puisque vous
ne voulez pas que je sois aimable avec vous, je con-
naîtrai au moins votre pensée, et saisissant la chope

dans laquelle le jeune homme avait déjà bu, elle y porta ses lèvres impures et se sauva. Le jeune homme sans avoir réfléchi avait continué à boire sa bière.

Il avait totalement oublié cette aventure qui ne lui revint en mémoire qu'à force de chercher dans ses souvenirs.

L'explication de son chancre était ainsi trouvée d'une manière assez plausible.

Notre jeune malade subit un traitement approprié, guérit totalement, se maria, et ne se ressentit plus jamais du souvenir que lui avait laissé l'aimable mais dangereuse fille de la Germanie.

MONOMANIE SURVENUE CHEZ UN JEUNE HOMME DE 22 ANS A LA SUITE D'UNE FIÈVRE TYPHOÏDE.

En 1874, une de mes clientes, Madame V., vint m'entretenir au sujet de son fils, qui, me dit-elle, prétendait avoir un ver qui lui rongeait la gencive.

Je la tranquillisai, en lui affirmant qu'il n'existait probablement là qu'une affection nerveuse, et je la priai de me donner quelques renseignements sur son fils.

Elle m'apprit qu'il avait 22 ans, que sans avoir été maladif toute sa vie, il était cependant très délicat, mais que 6 mois avant, il avait été atteint d'une fièvre typhoïde des plus graves, pour laquelle il fut soigné par mon ami le Docteur Godard, et que c'était à son entrée en convalescence qu'il avait commencé à ressentir les premiers symptômes de l'affection présente. C'est d'après le conseil du D^r

Godard que cette dame était venue me prier de donner à son fils les soins de bouche que je jugerais nécessaires.

Lorsque je vis ce malade pour la première fois, je lui trouvai la figure très pâle et décomposée.

Tempérament lymphatique, ne répondant que péniblement aux questions que je lui posais. J'examinai sa bouche : les gencives étaient pâles, les dents bien rangées, bien blanches et ne présentant aucune carie.

Les douleurs qu'il prétendait ressentir partaient du haut de la canine, et s'étendaient jusqu'à la première grosse molaire. Sans le prévenir, j'appuyai assez fortement sur la gencive, sans faire naître aucune sensation douloureuse, et je restai convaincu qu'il n'y avait chez ce malade qu'une simple affection nerveuse, ou plutôt une idée fixe, un commencement de monomanie, comme cela arrive quelquefois à la suite de grandes maladies, et surtout de fièvre typhoïde.

Je conseillai à ce malade quelques pilules antinévralgiques, quelques grands bains tièdes, et, dans la baignoire, des frictions d'eau froide sur la figure et sur la tête.

Mais rien ne put calmer l'imagination de ce pauvre malade.

Sa mère était désolée, et craignait beaucoup de voir son fils devenir fou, ou être porté à se suicider, ce dont il parlait souvent. De plus en plus convaincu que l'imagination agissait seule chez ce malade, j'en conférai avec le Docteur Godard, et, d'accord tous les deux, nous proposâmes à la mère de tenter une expérience, c'est-à-dire de soumettre son fils au sommeil du chloroforme, et, sous son influence, inciser dans la gencive, et faire le simulacre de lui enlever un ver.

La mère nous laissa entièrement libres d'agir. Je me procurai donc un ver de terre, et nous prîmes rendez-vous pour l'opération.

Aussitôt que le jeune homme fut endormi, je pratiquai une incision longue et profonde pour lui couper les filets nerveux dans le cas où il en eût existé quelques-uns de malades.

J'introduisis ensuite un peu de charpie dans la plaie pour qu'elle ne se refermât pas trop vite.

Ce moyen nous réussit parfaitement et lorsque notre jeune malade se fut reveillé nous lui mîmes sous les yeux le fameux ver que j'avais eu le soin de rouler dans un peu de sang.

A sa vue, sa figure s'épanouit ; ses larmes coulèrent, et il nous pressa très affectueusement les mains en nous disant que nous l'avions débarrassé de son ennemi.

La guérison de la plaie s'est faite en 4 ou 5 jours, et depuis ce temps notre malade ne s'est ressenti de rien, a retrouvé son appétit, sa gaîté et est resté persuadé que nous lui avions enlevé un ver.

Dois-je attribuer ce résultat au calme d'une imagination maladive, existait-il chez lui réellement un tic douloureux dans la gencive et que le bistouri a fait disparaître ? Je laisse à d'autres le soin de juger la question ; mais ce que je puis affirmer, c'est qu'il est complètement guéri, qu'il conserve très précieusement son ver dans l'alcool, et qu'il m'a gardé une profonde reconnaissance. Chaque fois qu'il parle de moi, il prétend toujours que j'ai été le seul qui ait su reconnaître son mal, il me nomme son sauveur, car il dit que sans moi il se serait suicidé.

Quelques années se sont passées depuis cette opération ; j'ai eu l'occasion de revoir plusieurs fois ce jeune homme, il est maintenant marié, jouit d'une parfaite santé et l'affection que je viens de décrire n'a jamais reparu.

Telles sont les quelques réflexions et observations que j'ai cru devoir soumettre à la critique de mes confrères et à l'attention de mes amis.

Sans doute ma contribution à l'étude de l'art dentaire est modeste et légère ; mais je m'estimerais très heureux si ces lignes pouvaient encore inspirer plus d'estime pour une profession à laquelle j'ai consacré ma vie, profession toujours honorée dans ma famille et qui le sera longtemps, je l'espère, par celui qui me succède aujourd'hui.

(FIN.)

TABLE DES MATIÈRES

—

Clermont (Oise). — Imprimerie Daix frères, place St-André, 3.

www.ingramcontent.com/pod-product-compliance
Ingram Content Group UK Ltd.
Pitfield, Milton Keynes, MK11 3LW, UK
UKHW021640090726
13657UKWH00004B/1672